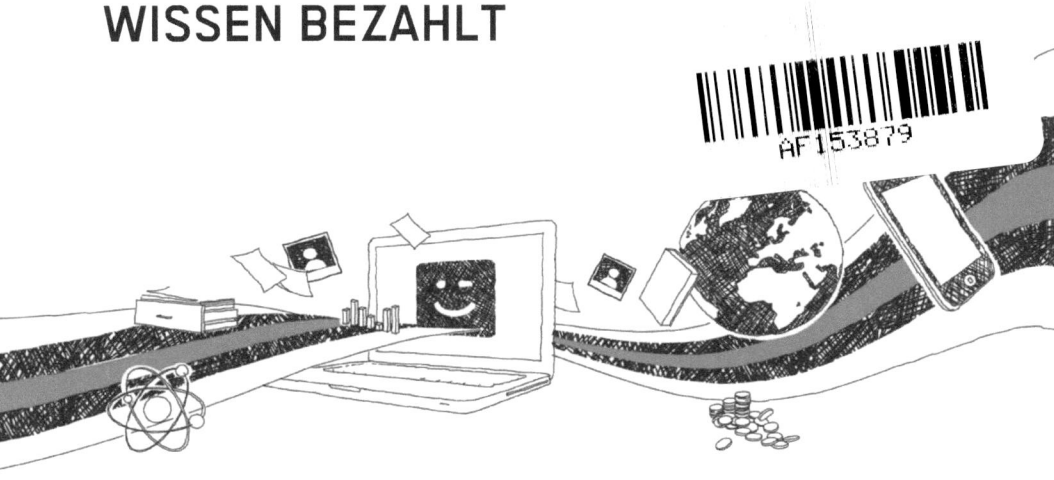
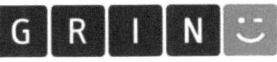

Konzepte und Strategien der individuellen Gesundheitsförderung

Präventionsmaßnahme in Form eines Kursprogrammes

Anna-Lena Zeifang

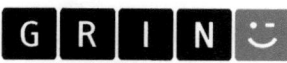

Bibliografische Information der Deutschen Nationalbibliothek:

Die Deutsche Nationalbibliothek verzeichnet diese Publikation in der Deutschen Nationalbibliografie; detaillierte bibliografische Daten sind im Internet über http://dnb.d-nb.de abrufbar.

ISBN: 9783346995599
Dieses Buch ist auch als E-Book erhältlich.

© GRIN Publishing GmbH
Trappentreustraße 1
80339 München

Druck und Bindung: Books on Demand GmbH, Norderstedt Germany
Gedruckt auf säurefreiem Papier aus verantwortungsvollen Quellen

Das Buch bei GRIN: https://www.grin.com/document/1436111

Deutsche Hochschule für
Prävention und Gesundheitsmanagement
Hermann-Neuberger-Sportschule 3
66123 Saarbrücken

Name, Vorname	Zeifang, Anna-Lena
Studiengang	Bachelor of Arts Gesundheitsmanagement
Studienmodul	Konzepte und Strategien der individuellen Gesundheitsförderung
Datum Präsenzphase (siehe Ergebnisdokumentation)	28.03.2022-30.03.2022
Aufgabe	Erstellung einer Präventionsmaßnahme in Form eines Kursprogramms nach dem individuellen Ansatz im Handlungsfeld Bewegungsgewohnheiten

Inhaltsverzeichnis

1

1 Teilaufgabe 1- Grundlegende Informationen zur Präventionsmaßnahme

1.1 Bezeichnung des Kursangebotes, Handlungsfeld und Präventionsprinzip

Tab. 1: Bezeichnung des Kursangebotes (angelehnt an den GKV-Leitfaden Prävention, 2021)

Name des Kursprogramms	Aktiv ins Rücken-Glück
	Leitspruch: „Ein schöner Rücken kann entzücken, aber ein gesunder Rücken kann beglücken."
Handlungsfeld (gemäß Leitfaden Prävention)	Bewegungsgewohnheiten
Präventionsprinzip (gemäß Leitfaden Prävention)	Reduzierung von Bewegungsmangel durch gesundheitssportliche Aktivität

Mit dem gewählten Leitspruch soll das Interesse potenzieller Teilnehmer erweckt werden, herauszufinden, was es mit dem besagten „Glück" auf sich hat. Das Programm widmet sich dem zentralen Handlungsfeld „Bewegungsgewohnheiten" und orientiert sich an den Präventionsprinzipien gemäß dem GKV-Spitzenverbandes (2021, S 65). Die Maßnahme beinhaltet neben einer Stabilisierung des Rückens auch Entspannungsmethoden, sowie das Erlernen einer rückengerechten Verhaltensweise für den Alltag, sodass die Teilnehmer dazu befähigt werden ihre Rückengesundheit langfristig positiv zu beeinflussen.

1.2 Bedarf

Im Folgenden wird der Bedarf des vorliegenden Gesundheitsproblems dargestellt. Hierzu werden unter anderem epidemiologische Daten zur Prävalenz von Rückenbeschwerden, mögliche Ursachen und Risikofaktoren, sowie die resultierenden Folgen repräsentiert.

Rückenbeschwerden finden zunehmend an Bedeutung, denn diese sind heutzutage keine Seltenheit mehr wie die Ergebnisse der Deutschen Rückenschmerzstudie von 2003/ 2006 zeigen. Die Stichtagprävalenz (Schmerzen heute) variierte in verschiedenen Regionen zwischen 32% und 39%. Frauen geben in jeder Altersgruppe häufiger an unter chronischen Rückenschmerzen gelitten zu haben als Männer (siehe Abb. 1) (Robert-Koch-Institut, 2011). Chronische Rückenschmerzen sind definiert als Schmerzen, die fast jeden Tag für mindestens 3 Monate auftreten (Fahland et al.). Es zeigt sich zudem eine annähernd lineare Zunahme der Häufigkeit mit dem Alter. Ein noch drastischeres Bild zeigt sich in den Zahlen der Lebenszeitprävalenz (mindestens einmal im Leben Rückenschmerzen), diese liegenzwischen 74% und 85% je nach Region. Somit gaben lediglich knapp 20% der Befragten eine Beschwerdefreiheit an (Robert-Koch-Institut, 2012).

Rückenschmerzen (mind. drei Monate, fast täglich) in der deutschen Bevölkerung in den Jahren 2003 und 2009
Datenquelle: Gesundheitssurvey des RKI 2003, 2009

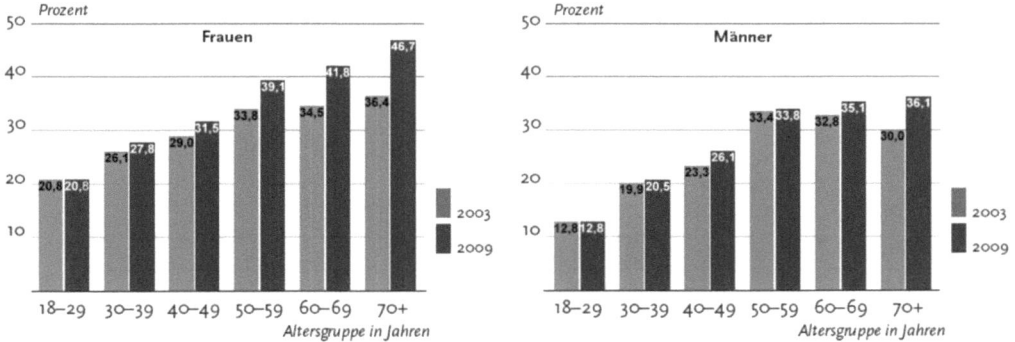

Abb. 1: Rückenschmerzen in der deutschen Bevölkerung in den Jahren 2003 und 2009 (Robert-Koch-Institut, 2011)

Heutzutage weisen Rückenschmerzen und Wirbelsäulenerkrankungen nicht nur eine epidemiologische und medizinische, sondern auch eine gesundheitsökonomische Bedeutung auf (Robert-Koch-Institut, 2012, S. 7), denn zu den Folgen von Rückenschmerzen gehören neben einer eingeschränkten subjektiven Gesundheit auch die verminderte Leistungsfähigkeit in Beruf, Freizeit und Alltag hinzu.

Aufgrund des Rückenleidens kommt es bei den Beschäftigten zu einer vermehrten Inanspruchnahme des medizinischen Versorgungssystems, zu einer höheren Arbeitsunfähigkeit bzw. Arbeitsausfall und damit verbunden zu einer geringeren Arbeitsproduktivität und im schlimmsten Fall zu einer früheren Rente, aufgrund teilweiser oder sogar voller Erwerbsminderung (Robert-Koch-Institut, 2012, S. 7). So lag 2010 das Muskel-Skelett-System mit 37 % auf Platz 1 der medizinischen Rehabilitation bei Erwachsenen (Techniker Krankenkasse, 2012).

3

Gemessen anhand der Arbeitsunfähigkeits-Tage (AU-Tage) wird die Häufigkeit von Rückenschmerzen in der Bevölkerung nochmals verdeutlicht, denn die Erkrankungen mit den längsten Arbeitsunfähigkeitszeiten bei den AOK- Pflichtmitgliedern liegen bei Rückenschmerzen im Jahr 2010 mit 14,5 Millionen AU-Tagen auf Platz 1 (Wissenschaftliches Institut der AOK, 2011), dies entspricht einem Anteil von 7,0%. Pro Fall ergeben sich 11,7 AU-Tage (Frauen 12,2 AU-Tage, Männer 11,4 AU-Tage) (siehe Tab. 2). Ebenfalls liegen auch bei der Barmer GEK die Rückenschmerzen 2009 auf dem ersten Rang der AU-Statistiken (Barmer, 2010). Gleiches berichten die Betriebskrankenkassen und die DAK (Knieps & Pfaff, 2015, S. 81; Robert-Koch-Institut, 2012, S. 15).

Tab. 2: Arbeitsunfähigkeitstage bei AOK-Pflichtmitgliedern (ohne Rentner) aufgrund von Rückenschmerzen im Jahr 2010 (modifiziert nach WIdo, 2011)

	Arbeitsunfähigkeitsfälle	Arbeitsunfähigkeitstage	Arbeitsunfähigkeitstage je Fall
Frauen	447.735	5.460.098	12,2
Männer	791.569	9.002.416	11,4
Gesamt	1.239.304	14.462.514	11,7

Durch Krankheiten dieser Art kommt es zu einem enormen Ausfall der Bruttowertschöpfung. Im Jahr 2013 waren es ca. 9,5 Mrd. €, die durch Rückenschmerzen entfallen. Das sind ca. 9% den gesamten Ausfall an Bruttowertschöpfung bzw. 9% der AU-Tage, die durch alle Diagnosegruppen anfallen (Knieps & Pfaff, 2015, S. 233). Zu dem Ausfall an Bruttowertschöpfung kommen die Krankheitskosten hinzu, die im Jahr 2008 bei ca. 9 Mrd. € lagen (Robert-Koch-Institut, 2012, S. 16). Dies gibt einen groben Überblick über den verursachten Schaden, der durch Einnahmeausfall und Krankheitskosten entsteht, wobei eine genaue Einschätzung durch Folgekosten und -erkrankungen dennoch sehr schwierig ist.

Der Anteil der Rentenneuzugänge durch Rückenleiden macht die weitreichende Bedeutung nochmals deutlich. Im Jahr 2010 betrug dieser 8% der insgesamt 181000 Neuzugängen durch verminderte Erwerbsfähigkeit (Robert-Koch-Institut, 2012, S.16). Daneben sind bei Frühberentungen, die Krankheiten, die das Muskel-Skelett-System betreffen, mit knapp 24.000 Rentenzugängen, auf Platz 2 (Deutsche Rentenversicherung Bund, 2012.

Eine Studie aus dem Jahr 2008 zeigte, dass die am häufigsten auftretenden Rückenschmerzen im Alter zwischen 30 und 49 auftreten. In dieser Lebensphase weisen die
meisten Menschen eine hohe berufliche oder familiäre Belastung auf. Von den etwa
60.000 Befragten bezeichneten 76,2 % sich selbst als inaktiv und würden nichts Aktives
für ihre Rückengesundheit tun (Ingo Froböse, 2008). Des Weiteren fanden Latza,
Kohlmann, Deck & Raspe (2000, S. 1395) heraus, dass auch sozioökonomische Faktoren eine Rolle spielen, denn Personen mit niedrigerem Sozialstand (Bildung, berufliche
Stellung, Einkommen) geben an häufiger an Rückenschmerzen zu leiden als Personen
mit einem mittleren oder hohen Sozialstatus (siehe Abb.2), daraus resultiert, dass das
Risiko bei einem niedrigen Sozialstand erhöht ist. Im Allgemeinen ist es dennoch oft-
mals schwierig die Ursachen Ausfindig zu machen. Die Zahl der nicht-spezifischen Rückenschmerzen, d.h. Schmerzen deren Ursache weder von krankhaften Prozessen noch
von anatomischen Quellen erklärbar ist, liegt schätzungsweise bei 80% (Robert-Koch-
Institut, 2012, S. 10). Jedoch gibt es gewisse umweltbezogene und persönliche Risikofaktoren die Entstehung und den Verlauf von Rückenschmerzen begünstigen. Dazu gehören unter anderem Arbeitsplatz verbundene Belastungen (ungünstige Haltung, Heben
etc.), arbeitsbezogene psychosoziale Bedingungen, psychische Faktoren oder Lebens-
stilfaktoren wie Übergewicht oder mangelnde körperliche und sportliche Aktivität
(Kohlmann; Raspe, 1996).

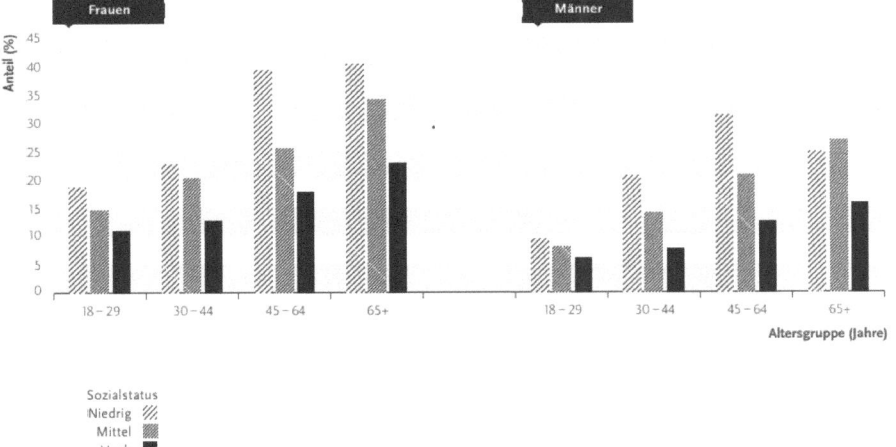

**Abb. 2: Prävalenz von Rückenschmerzen (mindestens drei Monate andauernd in den letzten zwölf
Monaten) nach Alter und Sozialstatus GEDA 2009 und GEDA 2010 (RKI, 2011)**

Entsprechend den Nationalen Empfehlungen für Bewegung und Bewegungsförderung sollen Erwachsene die nachfolgenden Minimalbeanspruchungen durch körperlich-sportliche Aktivitäten anstreben (siehe Abb. 3).

Mindestens 150 Minuten pro Woche ausdauerorientierte Bewegung mit mittlerer Intensität wie beispielsweise schnelles Gehen oder Radfahren. Oder stattdessen 75min ausdauerorientierte Bewegung mit höherer Intensität wie schnelles Laufen/ Radfahren. Alternativ ist auch eine Kombination von ausdauerorientierter Bewegung mit mittlerer und höherer Intensität möglich. Zusätzlich soll an mindestens zwei Tagen in der Woche muskelkräftigendes Training, wie funktionelle Gymnastik oder Krafttraining, integriert werden.

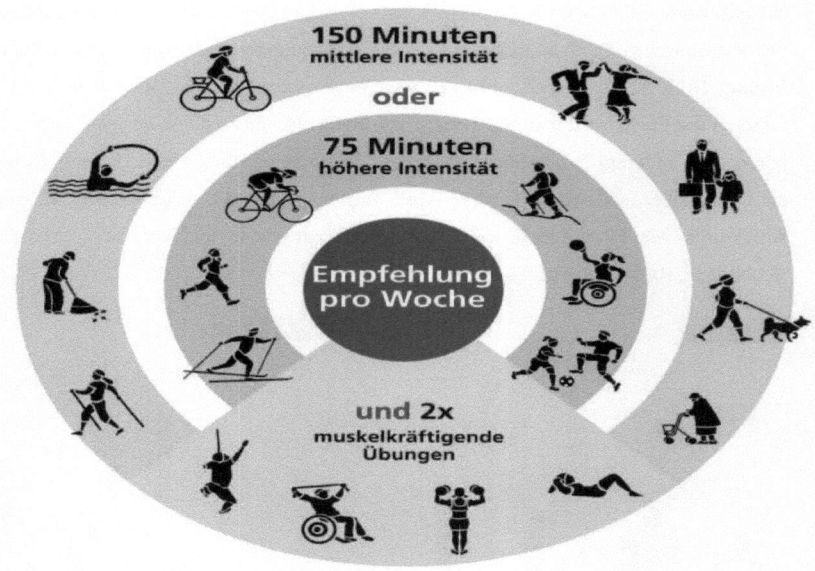

Abb. 3: Bewegungsempfehlungen für Erwachsene (Gesundheitsziele Österreich)

6

Lange Sitzepisoden sollen möglichst vermieden werden und durch regelmäßige Bewegungen unterbrochen werden (Rütten & Pfeifer, 2019). Auch von der Nationalen Versorgungsleitlinie Kreuzschmerz wird für die Vermeidung bzw. Linderung von Kreuzschmerzen regelmäßige körperliche Bewegung und Aktivität sowie Informationen und Schulungen über die Entstehung und den Verlauf und die ergonomische Gestaltung von Arbeitsplätzen empfohlen (Kohlmann, Raspe, 1996).

Daten zur körperlichen Aktivitätsverhalten im Erwachsenenalter liefern Ergebnisse der DEGS1-Studie, welche belegt, dass bei zwei Drittel ein erheblicher Bewegungsmangel vorliegt. Insgesamt erreichen 79,6% der Erwachsenen die Bewegungsempfehlung von 150min/Woche nicht (Krug et al., 2013). Diese erschreckenden Ergebnisse werden ebenfalls von der aktuelleren GEDA 2014/2015-EHIS-Studie bestätigt, denn auch hier erreichen über die Hälfte der deutschen Erwachsenen das Ziel von 150min/Woche moderater bis intensiver Ausdaueraktivität pro Woche nicht (Lange & Finger, 2017, S. 11-13).

Trainierte Muskeln sind die beste Prävention gegen Rückenschmerzen. Rückenschmerzen haben häufig auch psychische Ursachen und können durch Stress und Anspannung ausgelöst werden. Auch hier ist Bewegung ein wirksames Mittel, um diese abzubauen.

Zusammenfassend ist festzustellen, dass etwa 60-80 % der Erwachsenden über Rückenschmerzen klagen (Robert-Koch-Institut, 2012, S. 19) und diese mittlerweile ein weitverbreitetes, gesellschaftliches Problem darstellen. Alle genannten Aspekte zeigen die Notwendigkeit einer Präventionsmaßnahme sehr deutlich.

1.3 Wirksamkeit

Tab. 3: Wirksamkeitsnachweis und Handlungsempfehlungen anhand einer Leitlinie

Vollständiger bibliografischer Nachweis (wie im Literaturverzeichnis nach DGPs Standard)	Bundesärztekammer, Kassenärztliche Bundesvereinigung & Arbeitsgemeinschaft der Wissenschaftlichen Medizinischen Fachgesellschaften (Hrsg.). (2017). *Nationale VersorgungsLeitlinie Kreuzschmerz*. Langfassung. Version 1 2017 (2.Auflage). Zugriff am 28.03.2022. Verfügbar unter: https://www.leitlinie.de/mdb/downloads/nvl/kreuzschmerz/kreuzschmerz-2aufl-vers1-lang.pdf

Darstellung der zentralen evidenzbasierten Handlungsempfehlungen zur Prävention	1. Körperliche Bewegung soll zur Vermeidung oder Verkürzung von Kreuzschmerzepisoden und Arbeitsunfähigkeit empfohlen werden. 2. Die Form der Bewegung soll sich nach den individuellen Präferenzen und Voraussetzungen richten. 3. Information und Schulung sollten in die Prävention miteinbezogen werden 4. Maßnahmen am Arbeitsplatz (ergonomische Gestaltung, Verhaltensprävention, Förderung der Arbeitsplatzzufriedenheit) sollen eingesetzt werden.
Erläuterung der Bedeutung der Handlungsempfehlungen für die geplante Präventions-maßnahme	1. Grundsätzlich fördert körperliche Bewegung die allgemeine Gesundheit und Fitness. Wichtig ist dabei die Regelmäßigkeit, weniger die Bewegungsform. 2. Nicht betroffene bzw. nicht erkrankte Personen sind schwer zu motivieren regelmäßig präventive Aktivität auszuüben. Personen mit überwiegend körperlich aktiver Tätigkeit am Arbeitsplatz sind zwar bereits in Bewegung, können aber durch die Einseitigkeit ihrer Tätigkeiten besonders gefährdet sein. Hier ist eine ausgleichende Aktivität im Freizeitbereich von besonderer Bedeutung bei der Risikominimierung. 3. Inhalte der Präventionsschulung sollten von der reinen Wissensvermittlung (Informationen über die Erkrankung) bis hin zu Techniken zur Verhaltensänderung reichen. Verbindung verschiedener Methoden zur Erreichung von Wissenserwerb, Training von individuellen Fertigkeiten, Motivation zu gesundheitsgerechtem Lebensstil, Krankheitsbewältigung und Training krankheitsspezifischer sozialer Kompetenz. Zu den wichtigsten Zielen der präventiven Edukation zählen die dauerhafte Motivation zur regelmäßigen körperlichen Aktivität, die Stärkung der Eigeninitiative der Patienten und der Abbau von Ängsten. 4. Ziel ist es, die Aufmerksamkeit der Arbeitnehmer für ein rückenschonendes Verhalten zu schärfen bzw. bei aufgetretenen Kreuzschmerzen frühzeitig zu intervenieren (primärpräventiver Einsatz ergonomischer Stühle/ Fahrzeugsitze, Einsatz mechanischer Hilfsmittel, Maßnahmen der Verhaltensprävention im theoretischen und praktischen Training von Handling- und Hebetechniken). Zu den Maßnahmen am Arbeitsplatz gehören auch Maßnahmen zur Förderung der Arbeitsplatzzufriedenheit (z. B. Anerkennung, Pausenregelungen, Team Building etc.).

1.4 Zielgruppe

Tab. 4: Definition der Zielgruppe für die Präventionsmaßnahme

Geschlecht	Männer, Frauen, Divers
Alter/ Altersspanne	Zwischen 30 und 49 Jahren
Sozialstatus	Jeder Sozialstatus jedoch hauptsächlich niedriger Sozialstatus (geringes Einkommen, schlechte schulische Bildung)
Gesundheitsrisiken/-belastungen	Hohe berufliche körperlich (überwiegend sitzende Tätigkeit, schweres Heben) sowie psychische Belastungen, Bewegungsmangel, Übergewicht, bereits bestehende Rückenschmerzen
Kontraindikationen	Personen, welche die sogenannten „red flags" aufweisen (spezifische Ursachen für Rückenschmerzen wie bspw. Frakturen, akuter Bandscheibenvorfall, Tumoren, akute Entzündungen etc.), Schwangerschaft

Die Präventionsmaßnahme richtet sich primär an alle gesunden Versicherten ohne behandlungsbedürftige Erkrankungen im Alter zwischen 30 und 49 Jahren. Hauptsächlich für Berufstätige mit Risiken in ihren Tätigkeiten bzw. Verhaltensweisen, welche beispielsweise einer sitzenden Tätigkeit nachgehen oder schwere Arbeit leisten müssen, wie schweres Heben. Diese Personengruppe ist durch die genannten Faktoren häufiger von Rückenschmerzen betroffen und sollten demnach einem Bewegungsmangel und insbesondere Rückenbeschwerden vorbeugen. Es handelt sich hierbei um ein Gruppenangebot, weshalb gewisse Kontraindikationen angegeben wurden, da auf diese nicht speziell Rücksicht genommen werden kann.

1.5 Ziele der Maßnahme

Zur Erzielung von Gesundheits-, Verhaltens- und Verhältniswirkungen und der zu erlangenden Handlungskompetenz und Eigenverantwortung sind die drei folgenden Kernziele von Bedeutung.

1. Kurskonzepte sind erfolgreich, wenn sie Informationen und Strategien beinhalten, die zur „Vermittlung von Wissen über Hintergründe und den Umgang mit Rückenschmerzen sowie zum Aufbau von individueller Verhaltens- und Handlungskompetenzen in Rückenschmerzepisoden" beitragen (Pfeifer, 2007, S.13). Somit werden auch die psychosozialen Gesundheitsressourcen geschützt, da

psychische Belastungen durch die Vermittlung von Handlungs- und Effektwissen (z.B. Erlernen von Entspannungsverfahren) verringert werden. Durch die Aufklärung über die Entstehung von Rückenschmerzen wird ein Problembewusstsein geschaffen, wodurch anschließend eine Problembewältigung aus eigenen Kompetenzen einhergeht. Zusätzlich fordert ein positives Selbstkonzept eine günstige Bewertung der eigenen Bewältigungsanstrengungen (Schwarzer & Jerusalem, 2002, S.29).

2. Befähigung zur selbstständigen Durchführung des Bewegungstrainings, Aufbau von Bindung an gesundheitssportliche Aktivität und Integration in den Alltag.

   Um die Nachhaltigkeit der Maßnahme zu fordern ist es von besonderer Bedeutung eine Bindung zur körperlichen Aktivität aufzubauen. Die Rückengesundheit kann nur aufrechterhalten werden, wenn von den Teilnehmern ein kontinuierliches und selbst gesteuertes Training absolviert wird (Pfeifer, 2007, S. 13). Die Hinführung zur Bindung nimmt daher einen hohen Stellenwert in Bewegungsprogrammen ein.

3. Stärkung physischer Gesundheitsressourcen (Kraft, Dehnfähigkeit, Koordinationsfähigkeit, Entspannungsfähigkeit), demnach die Verbesserung der gesundheitsbezogenen Fitness bzw. die Vermeidung/ Reduktion einer Dekonditionierung. Im Hinblick auf die Bewältigung von physischen Risikofaktoren bzw. Beschwerden stellt die Verbesserung der körperlichen Fitness ein Grundgerüst dar. Speziell sei hier die Verbesserung von Maximalkraft und Kraftausdauer der Rücken- bzw. Rumpfmuskulatur zur Stabilisierung des Rückens genannt (Pfeifer, 2007, S. 13).

Die drei übergeordneten Ziele lassen sich unter andrem Anhand der in 1.4 dargestellten Zielgruppe begründen. So steht die Vermittlung von Wissen (siehe Ziel 1) an erster Stelle, da davon ausgegangen werden muss, dass die hauptsächlich angesprochene Personengruppe (mit niedrigem Bildungsgrad und/oder Sozialstatus) nicht über die Ursachen, Bedeutung und Beeinflussung von Rückenschmerzen informiert sind, geschweige denn um Strategien und Konzepte zur Problemlösung/-vermeidung. Das zweite Ziel soll der geringen körperlichen Aktivität der Zielpersonen entgegenwirken. Bezogen auf die Zielgruppe ist der Aufbau von Bindung an regelmäßige eigenständige gesundheitssportliche Aktivität von zentraler Rolle, denn wie bereits in 1.3 erwähnt ist eine Intervention nur dann erfolgreich, wenn diese regelmäßig und über einen längeren Zeitraum ausgeführt werden.

Das dritte Ziel bezieht sich auf die Art der körperlichen Aktivität und die Risikofaktoren. So ist ebenfalls wichtig, dass sich diese speziell auf die Verbesserung der gesundheitsbezogenen Fitness des Rückens beziehen, was hier z.b. einem Krafttraining der Rumpf und Rückenmuskulatur gleichkommt. Die zu vermeidende Dekonditionierung bezieht sich in diesem Zusammenhang beispielsweise auf den Abbau von bereits antrainierten Rumpfmuskeln und die damit einhergehende Steigerung von Risikofaktoren. Einerseits resultiert ein gesteigertes Wohlbefinden, andererseits lässt eine Schmerzfreiheit geringere Einschränkungen im Alltagsleben entstehen und gewährleistet somit eine erhöhte Lebensqualität.

2 Teilaufgabe 2- Inhaltlich-organisatorische Grobplanung des Kursprogramms

Tab. 5: inhaltlich-organisatorische Grobplanung des Kursprogramms

Kursinhalte	Informationseinheiten zur Vermittlung von Handlungs- und Effektwissen sowie Hintergrundinformationen zu den Risikofaktoren, Praxiseinheiten zur Stärkung der Rückenmuskulatur/Verbesserung psycho-physischen Fitness, Sammeln von Eigenerfahrungen, Teilnehmer-Aktiv-Aufgaben zur Förderung des Alltagstransfers der Maßnahme
Kursdauer (in Wochen)	8 Wochen
Kurseinheiten (Anzahl)	8 Einheiten mit je einer Einheit pro Woche
Kurseinheiten (Dauer)	60min
Zeitaufteilung Theorie/Praxis	Theorie: 10-15min, Praxis: 45-50min
Teilnehmerzahl (min. / max.)	Gruppenprogramm: 6-15 Teilnehmer
Benötigte Ressourcen	Räumliche Ressourcen: Sporthalle oder Kursraum für mindestens 15 Teilnehmer Trainingsgeräte/ Kleinequipment: Gymnastikmatten, kleine Hanteln, Thera-Bänder, Airex-Kissen Medien: Ausdruck der Teilnehmerinformationen für alle Teilnehmer, Stoppuhr, Musikanlage, Musik, Flipchart, Papier, Stifte, Decken

Kursleiter	Staatlich anerkannten Berufs- oder Studienabschluss im Bereich Sport (z.B. Bachelor Gesundheitsmanagement) oder Qualifikation zur Lehrer/in für Prävention und Gesundheits- förderung (DSSV), Rückenschullehrer/in KDD (ZPP- Zertifiziert)

Das Kursprogramm „Aktiv ins Rücken Glück" ist ein Präventionsprogramm, welches sich über einen Zeitraum von acht Wochen erstreckt und aus acht einzelnen Kurseinheiten besteht, welche wöchentlich stattfinden. Jede Einheit dauert 60min und beinhaltet die wesentlichen Elemente von Informationsphase, Praxisphase und Teilnahme von Aktiv-Aufgaben. Die Teilnehmer sollen befähigt und motiviert werden, dass in der Maßnahme erworbene Wissen bzw. die erworbenen Fertigkeiten/ Übungen selbständig anzuwenden und fortzuführen sowie in ihren Alltag zu integrieren. Da es sich um eine befristete Maßnahme handelt, ist es wichtig, den Teilnehmern Aktiv-Aufgaben zu geben und verschiedene Motivationstools zu verwenden, damit sie diese direkt schon während der Maßnahme in ihr alltägliches Leben integrieren können und somit langfristig eine Verhaltensänderung erreichen. Ziel ist es die Teilnehmer zu einem gesundheitsgerechten Lebensstil zu motivieren und deren Eigeninitiative zu stärken.

Die Maßnahme ist nur dann erfolgreich, wenn zusätzlich Informationen und Wissen vermittelt wird, damit die Teilnehmer lernen, wie sie mit bestimmten Situationen umgehen können. Durch die Vermittlung von Handlungs- und Effektwissen sowie der Bedeutung der Risikofaktoren werden zudem psychische Belastungen verringert und ein Problembewusstsein geschaffen. Im Rahmen des Programms wird auf die Grundlagen der Rückengesundheit eingegangen und gezeigt wie diese positiv beeinflusst werden kann (z. B. Durch Ergonomie am Arbeitsplatz). Die Teilnehmer erlernen verschiedene Strategien, (Krankheits-)Bewältigungsmethoden, Abbau von Ängsten und krankheitsspezifischen sozialen Kompetenzen. Es wird geübt den Körper und entsprechend auch den Schmerz richtig wahrzunehmen. Zudem sind in den Praxisteilen Übungen zur Stärkung der Rumpfmuskulatur und unterschiedliche Entspannungsmethoden inkludiert.

3 Teilaufgabe 3- Inhaltlicher Ablauf des Kursprogramms

Tab. 6: Inhaltlich-organisatorische Detailplanung des Kursprogramms

Kurs-einheit	Hauptthema der Kurseinheit	Lernziele	Lerninhalte
KE1	Einführung und Grundlagen der Rückengesundheit vermitteln, Kennenlernen	1. Sensibilisierung im Bereich der Rückengesundheit sowie die Individuelle Bestandsaufnahme 2. Wissensvermittlung im theoretischen und praktischen Bereich Rückenschmerzen und Entspannung	1. Erläuterung der Grundlagen der Rückengesundheit sowie die Identifizierung der Beschwerden 2. Maßnahmen gegen Rückenschmerzen inkl. Einem Praktischen Teil im Bereich der Entspannung durch ein autogenes Training
KE2	Anatomischer Aufbau und Funktion des Rückens	1. Verständnis über den Rücken schaffen 2. Vermittlung von Übungen zur Stärkung der Körpermitte	1. Anatomischer Aufbau und Funktion des Rückens 2. Workout des Gleichgewichts sowie eine Fantasiereise zur Entspannung
KE3	Körperhaltung	1. Wissensvermittlung über eine rückengerechte Körperhaltung und Verhaltensweise 2. Praktischer Teil: Kräftigung der Körpermitte	1. Rückengerechte Körperhaltung, richtig sitzen/stehen sowie dem richtigen Bewegen von Lasten (heben und tragen), Bewegungspausen einbauen (Dehnübungen, Aktivierung der Schulter- und Rückenmuskulatur) 2. Workout zur Kräftigung der Körpermitte und Stärkung der Rumpfmuskulatur und anschließende Gehmeditation

13

		Lernziele	Inhalte
KE4	Körperwahrnehmung und Sensomotorik	1. Gefühl für die Körperwahrnehmung erlernen 2. Kräftigung des gesamten Rückens sowie das Erlernen von klassischen Entspannungstechniken	1. Bedeutung der Körperwahrnehmung sowie der Atmung und Körperspannung (Mobilisationsübungen) 2. Workout zur Rückenkräftigung mit anschließender Achtsamkeitsmeditation
KE5	Schmerzen	1. Verständnis von Schmerz und dessen Bedeutung 2. Erlernen von Methoden zur Lösung von Verspannungen in der Nacken- und Schultermuskulatur	1. Verschiedene Arten von Schmerz, Ursachen von Rückenschmerzen, Verspannungen, Schmerzen als Warnsignal 2. Workout zur Kräftigung von den Armen und Oberkörper, Gefühlsmeditation
KE6	Ergonomie am Arbeitsplatz	1. Aneignen von der Erstellung eines ergonomischen Arbeitsplatzes 2. Bewegung im Alltag durch theoretischen und praktischen Teil	1. Ergonomische Gestaltung am Arbeitsplatz (Schreibtisch, Bildschirm, Tastatur, Autositz) 2. Bedeutung von Bewegung und sportlicher Aktivität inklusive eines Workouts zur Bewegung im Alltag
KE7	Gewohnheiten und Verhaltensänderung	1. Erlenen von Methoden zur Verhaltensänderung anhand von 7-Schritten 2. Schaffung von Verständnis über die Bedeutung von regelmäßiger sportlicher Aktivität mit praktischem Teil und Alltagstransfer	1. Gewohnheiten und Verhaltensänderungen, neue Gewohnheiten entwickeln 2. Workout Ganzkörper-Power, positive Auswirkungen von sportlicher Aktivität, Findung einer geeigneten Sportart für den Alltag
KE8	Stress und Entspannung im Bereich der Rückengesundheit	1. Erlernen von typischen Stressmustern und deren langfristigen Folgen 2. Erwerben von Maßnahmen und Strategien sowie Techniken zur Entgegenwirkung von Stress	1. Stress und Rückengesundheit (Definition, Ursachen, Folgen, Maßnahmen) und Entspannungstechniken zur Rückengesundheit (Meditation) 2. Workout zur Bauchkräftigung, Progressive Muskelentspannung, Akupressur, Bauchatmung

4 Teilaufgabe 4- Dokumentation und Evaluation des Kursprogramms

Tab. 7: Evaluationskonzept

Übergeordnetes Kursziel	Messbares Interventionsziel	Zielindikator	Erhebungsmethode	Erhebungsinstrument	Messzeitpunkte (t)
Reduktion von Bewegungsmangel bzw. Steigerung der körperlichen Aktivität	Steigerung der körperlichen Aktivität mit moderater Intensität auf min. 150min/ Woche	Moderat-intensive körperliche Intensität (3-6 MET) (Alltag & Sport) in min pro Woche	Standardisierte schriftliche Befragung	Freiburger Fragebogen zur körperlichen Aktivität (FFKA, Kurzform) (Frey, Berg, Grathwohl &Keul, 1999)	t_0= vor Kursbeginn t_1=letzte Kurseinheit nach 8 Wochen
Verminderung von Rückenbeschwerden und Missempfinden	Verbesserung der Bewertung des Skalenrangs um mindestens 3 Punkte	Messung und differenzierte Beschreibung der subjektiv wahrgenommenen Schmerzen	Schmerzempfindungsskala	Geissner, E. (1996). Die Schmerzempfindungsskala SES.	t_0= vor Kursbeginn t_1 = 4 Wochen nach Kursbeginn t_2 = letzte Kurseinheit nach 8 Wochen
Stärkung physischer Gesundheitsressourcen	Verbesserung der Kraft um mindestens 2 Stufen zur Ausgangsstufe	Messung der Kraft bestimmter Muskelgruppen (IST-Zustand) anhand eines manuellen Widertandes, um anschließend gezielt Dysbalancen und Beschwerden zu erkennen	Manueller Muskelfunktionstest	Janda, V. (2000). Manuelle Muskelfunktionsdiagnostik anhand von 6 Stufen	t_0= vor Kursbeginn t_1 = 4 Wochen nach Kursbeginn t_2 = letzte Kurseinheit nach 8 Wochen

5 Literaturverzeichnis

American College of Sports Medicine. (2000). *Guidelines for Exercise Testing and Prescription.* Philadelphia.

BARMER GEK (Hrsg). (2010). *Gesundheitsreport 2010. Teil 1. Gesundheitskompetenz in Unternehmen stärken, Gesundheitskultur fördern.* Verfügbar unter www.barmergek.de/barmer/web/Portale/Presseportal/Subportal/Infothek/Studien -und-Reports/Gesundheitsreport-2010/Teil-1-AU-Daten/Gesundheitsre port2010-PDF, property=Data.pdf

BKK (Hrsg). (2010). Gesundheit in einer älter werdenden Gesellschaft. BKK Bundes-verband, BKK Gesundheitsreport. Zugriff am 29.03.2022. Verfügbar unter: www.bkk.de/fileadmin/user_upload/PDF/Arbeitgeber/gesundheitsreport/BKK_ Gesundheitsreport_2010.pdf

Brehm, W., K. Bös, E. Opper & J. Saam (2002). Gesundheitssportprogramme in Deutschland. Analysen und Hilfen zum Qualitätsmanagement für Sportverbän-de, Sportvereine und andere Anbieter von Gesundheitssport.

Bundesärztekammer, Kassenärztliche Bundesvereinigung & Arbeitsgemeinschaft der Wissenschaftlichen Medizinischen Fachgesellschaften (Hrsg.). (2017). *Nationa-le VersorgungsLeitlinie Kreuzschmerz.* Langfassung. Version 1 2017 (2.Auflage). Zugriff am 28.03.2022. Verfügbar unter: https://www.leitlinie.de/mdb/dwloads/nvl/kreuzschmerz/kreuzschmerz-2aufl-vers1-lang.pdf

Deutsche Rentenversicherung Bund (2012). *Statistik des Rentenzugangs. Rentenzu-gänge wegen verminderter Erwerbsfähigkeit in der Gesetzlichen Rentenversi-cherung* www.gbe-bund.de

Fahland A-R., Kohlmann T., Schmidt CO. (2016). Vom akuten zum chronischen Schmerz. In: Casser H-R., Hasenbring M., Becker A., Baron R. (Hrsg). *Rückenschmerzen und Nackenschmerzen: Interdisziplinäre Diagnostik und Therapie, Versorgungspfade, Patientenedukation, Begutachtung, Langzeitbe-treuung.* Springer, Berlin Heidelberg, S 3–10

Frey, I., Berg, A., Grathwohl, D., Keul, J. (1999). Freiburger Fragebogen zur körperli-chen Aktivität-Entwicklung, Prüfung und Anwendung. (2. Aufl.). *International Journal of Public Health.*

Froböse, I., Nellessen, G., Wilke C. (2003): *Training in der Therapie: Grundlagen und Praxis.* München: Urban & Fischer Verlag. (Hrsg.)

Froböse, I. (2008). *Versteckte Krankheiten: Wie Sie sie stoppen, bevor sie ausbrechen.* Gräfe und Unzer.

Geissner, E. (1996). *Die Schmerzempfindungsskala SES. Manuel.* Hogrefe, Göttingen.

Gesundheitsziele Österreich (2022). Bewegungsempfehlungen für Erwachsene. Zugriff am 10.04.2022. Verfügbar unter: https://gesundheitsziele-oesterreich.at/oesterreichische-bewegungsempfehlungen/

GKV-Spitzenverband (Hrsg.). (2021). Leitfaden Prävention. Handlungsfelder und Kriterien nach § 20 Abs. 2 SGB V, Leitfaden Prävention in stationären Pflege-einrichtungen nach §5 SGB XI zur Umsetzung der §§ 20, 20a und 20b SGBV.

Janda, V. (2000). *Manuelle Muskelfunktionsdiagnostik.* München: Urban& Fischer.

Krug, S., Jordan, S., Mensink, G. B. M., Müters, S., Finger, J. D. & Lampert, T. (2013). Körperliche Aktivität. Ergebnisse der Studie zur Gesundheit Erwachsener in Deutschland (DEGS1). *Bundesgesundheitsblatt - Gesundheitsforschung - Gesundheitsschutz,* 56 (5/6), 765–771. https://doi.org/10.1007/s00103-012-1661-6

Lange, C. & Finger, J. D. (2017). Gesundheitsverhalten in Europa – Vergleich ausgewählter Indikatoren für Deutschland und die Europäische Union. *Journal of Health Monitoring,* 2 (2), 3–20. https://doi.org/10.17886/RKI-GBE-2017-024

Pfeifer, K. (2007). Einflussfaktoren und Wirkungen körperlicher Aktivität für die Entstehung und den Umgang mit Rückenschmerzen. *Schmerz,* 1, 43. Springer.

Pfeifer, K., Banzer, W., Ferrari, N., Füzéki, E., Geidl, W., Graf, C. et al. (2016). Empfehlungen für Bewegung. In A. Rütten & K. Pfeifer (Hrsg.), *Nationale Empfehlungen für Bewegung und Bewegungsförderung* (S. 17–64). Erlangen: Friedrich-Alexander-Universität Erlangen-Nürnberg.

Knieps F., Pfaff, H. (Hrsg.). (2015). *Langzeiterkrankungen: Zahlen, Daten, Fakten.* BKK Gesundheitsreport 2015.

Kohlmann T., Raspe H. (1996) *Der Funktionsfragebogen Hannover zur alltagsnahen Diagnostik der Funktionsbeeinträchtigung durch Rückenschmerzen* (FFbH-R). Rehabilitation (Stuttg) 35: I bis VIII

Latza U., Kohlmann T, Deck R. et al. (2000). Influence of occupational factors on the relation between socioeconomic status and self-reported back pain in a population-based sample of German adults with back pain.

Raspe H., Wasmus A., Greif M. et al. (1990) Rückenschmerzen in Hannover. Akt. Rheumatol 15: 32 bis 37

Robert Koch-Institut (Hrsg). (2011). *Daten und Fakten: Ergebnisse der Studie »Gesundheit in Deutschland aktuell 2009«. Beiträge zur Gesundheitsberichterstattung des Bundes*. RKI, Berlin

Robert Koch-Institut (Hrsg). (2012) *Rückenschmerzen. Gesundheitsberichterstattung des Bundes. Heft 53*. RKI, Berlin.

Rütten, A. & K. Pfeifer (2019) (Hrsg.). *Lebenslang bewegen. Nationale Empfehlungen für Bewegung und Bewegungsförderung*. Gefördert durch das Bundesministerium für Gesundheit. Meckenheim. (www. https://cdn.dosb.de/ user_upload/Sport_pro_Gesundheit/PDF/bzga__Menschen_in_Bewegung_bringe n.pdf).

Schwarzer, R. & Jerusalem, M. (2002). Das Konzept der Selbstwirksamkeit. *Zeitschrift für Pädagogik*. Beiheft 44.

Statistisches Bundesamt (2010). *Krankheitskosten in Mio. Euro für Deutschland*. Statistisches Bundesamt, Bonn. Verfügbar unter: www.gbe-bund.de

Techniker Krankenkasse (Hrsg.). (2012). *Gesundheitsreport 2012. Mobilität, Flexibilität, Gesundheit*. TK, Hamburg.

Wissenschaftliches Institut der AOK (WIdO). (2011). Die 10/20/50 Erkrankungen mit den längsten Arbeitsunfähigkeitszeiten in Tagen bei AOK-Pflichtmitgliedern ohne Rentner. WIdO, Berlin. Verfügbar unter: www.gbe-bund.de

6 Abbildungs- und Tabellenverzeichnis

6.1 Abbildungsverzeichnis

6.2 Tabellenverzeichnis

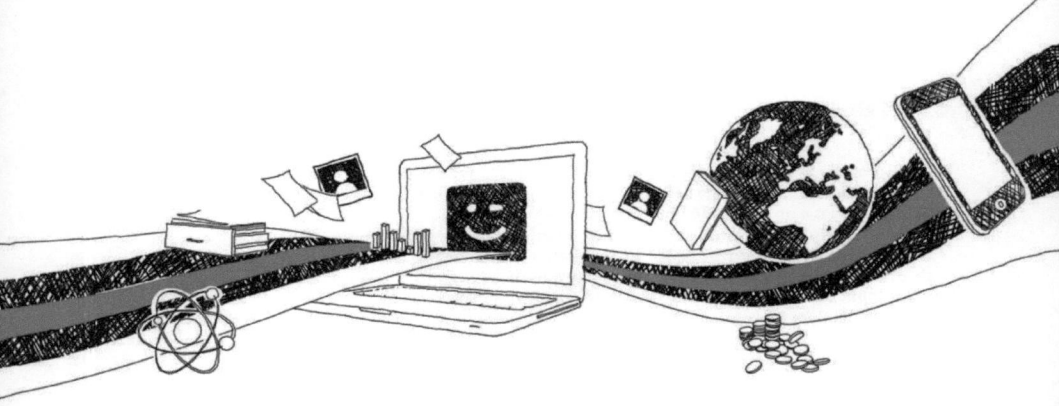